Verlag von AUGUST HIRSCHWALD in Berlin NW. 7
(Durch alle Buchhandlungen zu beziehen.)

Veröffentlichungen aus dem Gebiete des Militär-Sanitätswesens.
Herausgegeben von der Medizinal-Abteilung des Königlich Preussischen Kriegsministeriums.

1. Heft. Historische Untersuchungen über das Einheilen und Wandern von Gewehrkugeln. Von Stabsarzt Dr. A. Köhler. gr. 8. 1892. 80 Pf.

2. Heft. Ueber die kriegschirurgische Bedeutung der neuen Geschosse. Von Geh. Ober-Med.-Rat Prof. Dr. von Bardeleben. gr. 8. 1892. 60 Pf.

3. Heft. Ueber Feldflaschen und Kochgeschirre aus Aluminium. Bearbeitet von Stabsarzt Dr. Plagge und Chemiker G. Lebbin. gr. 8. 1893. 2 M. 40 Pf.

4. Heft. Epidemische Erkrankungen an akutem Exanthem mit typhösem Charakter in der Garnison Cosel. Von Oberstabsarzt Dr. Schulte. gr. 8. 1893. 80 Pf.

5. Heft. Die Methoden der Fleischkonservierung. Von Stabsarzt Dr. Plagge und Dr. Trapp. gr. 8. 1893. 3 M.

6. Heft. Ueber Verbrennung des Mundes, Schlundes, der Speiseröhre und des Magens. Behandlung der Verbrennung und ihrer Folgezustände. Von Stabsarzt Dr. Thiele. gr. 8. 1893. 1 M. 60 Pf.

7. Heft. Das Sanitätswesen auf der Weltausstellung zu Chicago. Bearbeitet von Generalarzt Dr. C. Grossheim. gr. 8. Mit 92 Textfiguren. 1893. 4 M. 80 Pf.

8. Heft. Die Choleraerkrankungen in der Armee 1892 bis 1893 und die gegen die Cholera in der Armee getroffenen Massnahmen. Bearbeitet von Stabsarzt Dr. Schumburg. gr. 8. Mit 2 Textfiguren und 1 Karte. 1894. 2 M.

9. Heft. Untersuchungen über Wasserfilter. Von Oberstabsarzt Dr. Plagge. gr. 8. Mit 37 Textfiguren. 1895. 5 M.

10. Heft. Versuche zur Feststellung der Verwertbarkeit Röntgenscher Strahlen für medizinisch-chirurgische Zwecke. gr. 8. Mit 23 Textfiguren. 1896. 6 M.

11. Heft. Ueber die sogenannten Gehverbände unter besonderer Berücksichtigung ihrer etwaigen Verwendung im Kriege. Von Stabsarzt Dr. Coste. gr. 8. Mit 13 Textfiguren. 1897. 2 M.

12. Heft. Untersuchungen über das Soldatenbrot. Von Oberstabsarzt Dr. Plagge und Chemiker Dr. Lebbin. 1897. 12 M.

13. Heft. Die preussischen und deutschen Kriegschirurgen und Feldärzte des 17. und 18. Jahrhunderts in Zeit- und Lebensbildern. Von Oberstabsarzt Prof. Dr. A. Köhler. Mit Portraits und Textfiguren. 1898. 12 M.

14. Heft. Die Lungentuberkulose in der Armee. Bearbeitet in der Medizinal-Abteilung des Königl. Preuss. Kriegsministeriums. Mit 2 Tafeln. 1899. 4 M.

15. Heft. Beiträge zur Frage der Trinkwasserversorgung. Von Oberstabsarzt Dr. Plagge und Oberstabsarzt Dr. Schumburg. Mit 1 Tafel und Textfiguren. 1900. 3 M.

16. Heft. Ueber die subkutanen Verletzungen der Muskeln. Von Dr. Knaak. 1900. 3 M.

17. Heft. Entstehung, Verhütung und Bekämpfung des Typhus bei den im Felde stehenden Armeen. Bearbeitet in der Medizinal-Abteilung des Königl. Preuss. Kriegsministeriums. Zweite Aufl. Mit 1 Tafel. 1901. 3 M.

18. Heft. Kriegschirurgen und Feldärzte der ersten Hälfte des 19. Jahrhunderts (1795—1848). Von Stabsarzt Dr. Bock und Stabsarzt Dr. Hasenknopf. Mit einer Einleitung von Oberstabsarzt Prof. Dr. Albert Köhler. 1901. 14 M.

19. Heft. Ueber penetrierende Brustwunden und deren Behandlung. Von Stabsarzt Dr. Momburg. 1902. 2 M. 40 Pf.

20. Heft. Beobachtungen und Untersuchungen über die Ruhr (Dysenterie). Die Ruhrepidemie auf dem Truppenübungsplatz Döberitz im Jahre 1901 und die Ruhr im Ostasiatischen Expeditionskorps. Zusammengestellt in der Medizinal-Abteilung des Königl. Preussischen Kriegsministeriums. Mit zahlr. Textfiguren und 8 Taf. 1902. 10 M.

Veröffentlichungen

aus dem Gebiete des

Militär-Sanitätswesens.

Herausgegeben

von der

Medizinal-Abteilung

des

Königlich Preussischen Kriegsministeriums.

Heft 61.

Über Säuglingsfürsorge in Unteroffizierfamilien.

Aus dienstlichen Berichten

im Auftrage des Kriegsministeriums, Medizinal-Abteilung,

zusammengestellt

und durch eigene Erfahrungen ergänzt

von

Dr. **Hans Eckert,**

Stabsarzt und Bataillonsarzt des II. Bataillons Königin Augusta Garde-Grenadier-Regiments Nr. 4,
Privatdozent für Kinderheilkunde an der Friedrich Wilhelms-Universität zu Berlin.

Springer-Verlag Berlin Heidelberg GmbH 1914

Über
Säuglingsfürsorge in Unteroffizierfamilien.

Aus dienstlichen Berichten
im Auftrage des Kriegsministeriums, Medizinal-Abteilung,

zusammengestellt

und durch eigene Erfahrungen ergänzt

von

Dr. Hans Eckert,
Stabsarzt und Bataillonsarzt des II. Bataillons Königin Augusta Garde-Grenadier-Regiments Nr. 4.
Privatdozent für Kinderheilkunde an der Friedrich Wilhelms-Universität zu Berlin.

Springer-Verlag Berlin Heidelberg GmbH 1914

ISBN 978-3-662-34189-6   ISBN 978-3-662-34459-0 (eBook)
DOI 10.1007/978-3-662-34459-0

Alle Rechte vorbehalten!

Inhaltsübersicht.

	Seite
Einleitung	1
A. Entwicklung, Arbeitsgebiet und Arbeitsverfahren der neuzeitigen öffentlichen Säuglingsfürsorge	3—10
I. Geschichtliche Entwicklung der Fürsorge	3
II. Statistik und die Uffenheim'ersche Mußzahl	3
III. Ursachen der Säuglingssterblichkeit	6
Klimatische Einflüsse	6
Die Umgebung des Säuglings (Familienkultur, Milieu)	6
Art der Ernährung	7
IV. Arbeitsverfahren der Säuglingsfürsorge	9
Belehrung der Mütter und Angehörigen	9
Offene Fürsorge (Hilfe zur Selbsthilfe)	10
Geschlossene Fürsorge	10
B. Die Säuglingsfürsorge in den Unteroffizierfamilien	11—30
I. Ist sie erforderlich und in welchem Umfange?	11
II. Ihre Mittel und Wege	12
1. Schwangeren- und Wöchnerinnenfürsorge	12
Unmittelbare Unterstützungen	13
Mutterschaftskassen	14
2. Belehrung	14
a) Durchführung der Belehrung	14
Belehrung der Mütter durch den zugezogenen Frauenarzt	15
Belehrung der Kapitulanten und Sanitätsmannschaften durch Vorträge im Unterricht	15
Belehrung der Unteroffizierfrauen durch Vorträge	15
Volkstümliche Bücher	15
Merkblätter	16
b) Besondere Maßnahmen zur Durchführung der Belehrung	18
Zwangsmeldung der Geburten	18
Pflichtbesuch der Sanitätsoffiziere bei den Wöchnerinnen	18
c) Die durch Belehrung zu erwartenden Erfolge	19
3. Stillprämien	20
4. Weibliche Hilfskräfte	21
5. Milchküchen (Soxlethgeräte)	24
6. Beratung- und Fürsorgestellen	25
7. Fortbildung der Sanitätsoffiziere	29
8. Geschlossene Fürsorge	29
C. Schlußsätze	31—32

Die großen und mit Dank zu begrüßenden Erfolge der öffentlichen Säuglingsfürsorge, ferner einzelne persönliche Anregungen von Sanitätsoffizieren, die sich mit der Säuglingsfürsorge im Heere besonders eingehend beschäftigen, veranlaßten das Kriegsministerium, Medizinal-Abteilung, zu einer Umfrage (17. 10. 12. 406. 8. 12 M. A.) über Umfang und Wirkung der bisher getroffenen Maßnahmen für eine Säuglingsfürsorge in den Unteroffizierfamilien; gleichzeitig wurden Vorschläge und Anregungen für ihre weitere Ausgestaltung erbeten.

Die eingegangenen Berichte wurden dem Verfasser zugestellt und von ihm gesichtet, nach den vom Kriegsministerium, Medizinal-Abteilung, erhaltenen Hinweisen bearbeitet und durch eigene Erfahrungen ergänzt.

Im folgenden soll die Frage nach der Notwendigkeit und dem etwaigen Umfang einer Säuglingsfürsorge im Heere geprüft werden.

Um hierfür eine feste Grundlage zu gewinnen, werden zunächst kurz die Gründe, die zur Einleitung der neuzeitigen Säuglingsfürsorge geführt haben, deren Arbeitsmethoden und die erreichten oder zu erwartenden Erfolge besprochen. Es darf hierbei auf eine erschöpfende Darstellung des weiten Gebietes verzichtet und nur das für den vorliegenden Zweck Wichtige hervorgehoben werden.

Entwicklung, Arbeitsgebiet und Arbeitsverfahren der öffentlichen Säuglingsfürsorge.

Die ersten Anfänge einer planmäßigen Säuglingsfürsorge finden sich in Frankreich; geboren wurden sie aus der Not der Zeit, die gebieterisch forderte, Maßnahmen gegen den Stillstand der Bevölkerungszunahme zu treffen. 1892 begründete der Kinderarzt Variot in Paris eine „Distribution de lait" (s. Dietrich: Entwicklung und Organisation des Säuglingsschutzes; in dem Buche: Säuglingsfürsorge in Großberlin, Festschr. für den 3. internationalen Kongreß für Säuglingsschutz 1911). 1894 wurde die erste „Goutte de lait" eröffnet mit dem Zwecke, einwandfreie Milch an die Mütter zu verabfolgen und gleichzeitig ihnen Ratschläge für ihre und ihrer Kinder Gesundheit zu erteilen. Aus diesen kleinen Anfängen hat sich dann unsere heutige Säuglingsfürsorge entwickelt.

Die Statistik zeigt, daß die Säuglingssterblichkeit in Deutschland noch wesentlich höher ist als in Frankreich; daß sie einer Verbesserung fähig ist, das lehrt die erheblich geringere Sterblichkeit in Ländern wie Schweden und Norwegen. Ich gebe hier auszugsweise einige Zahlen aus der bekannten Statistik Roesles (Zeitschr. f. soziale Med., Säuglingsfürsorge u. Krankenhauswesen, Bd. 5, S. 151). Von je 100 Lebendgeborenen starben im 1. Lebensjahre:

In den Ländern	Im Durchschnitt von	
	1891—1900	1901—1905
Deutsches Reich . .	21,7	19,9
Preußen	20,3	19,0
Frankreich	16,4	13,9
Schweden	10,2	9,2
Norwegen	9,7	8,1

Hiernach erscheint allerdings der Ausspruch Seifferts von einer kompromittierend hohen Sterblichkeit der Säuglinge bei uns in Deutschland und damit weitgehende Maßregeln zu ihrer Bekämpfung vollauf gerechtfertigt. Daß die hohe Sterblichkeit der Kinder im

1. Lebensjahre vermeidbar ist, das zeigen die oben angeführten Zahlen von Schweden und Norwegen, denen noch weitere aus andern Kulturstaaten angefügt werden können. Freilich wird die Sterbeziffer nach unten eine natürliche Grenze erreichen müssen, da eben eine Reihe von Kindern in den ersten Lebenstagen nicht gerettet werden kann, weil sie teils zu schwächlich geboren sind, teils unvermeidlichen Verhältnissen des menschlichen Lebens erliegen müssen (vgl. Uffenheimer: Säuglings- und Jugendfürsorge S. 15). Wollen wir uns demnach ein Bild machen von dem, was hier überhaupt zu erwarten ist, so werden wir mit Uffenheimer die Zahlen heranziehen, die bei Säuglingen gewonnen sind, die trotz der besten sozialen Verhältnisse, in denen sie aufgewachsen sind und in denen sie auch eine zweckentsprechende ärztliche Beratung gefunden haben, starben. Wir verfügen hier über eine alte Statistik von Hiort-Lorenzen aus den Jahren 1850 bis 1870 über die Kinder aus souveränen Häusern Europas. Hiort-Lorenzen zeigte, daß nur 7,8% dieser Kinder starben. Uffenheimer zieht noch in betracht, daß die genannte Statistik zeitlich sehr zurückliegt und wir inzwischen über Pflege und Ernährung des Neugeborenen vieles hinzugelernt haben. Er meint deshalb, daß man die Grenzzahl, unter die sich die Todesfälle im Säuglingsalter nicht mehr herunterdrücken lassen, die „Mußzahl", noch niedriger ansetzen darf, auf 5—6%. Daß diese „Mußzahl" Uffenheimers den tatsächlichen Verhältnissen ungefähr entspricht, ersehen wir aus einer Zusammenstellung der in den Entbindungsanstalten Deutschlands in den ersten Lebenstagen bereits verstorbenen Kinder, die also gute hygienische Verhältnisse und dauernde ärztliche Aufsicht genossen haben. Ich entnehme die Zahl der Abhandlung von A. Keller: Erfolge der Säuglingsfürsorge (Zeitschr. f. Säuglingsschutz, Bd. 3, H. 9, Sept. 1911).

In den städtischen Entbindungsanstalten Preußens sind während des Jahres 1909 29314 Kinder lebend geboren worden. In den Anstalten starben 1026 oder 3,5%.

In der Gießener Frauenklinik starben während der ersten 10 Tage in der Anstalt in den Jahren 1899—1908 von 4658 lebendgeborenen Kindern 1,7%, in der geburtshilflichen Klinik der Charité in Berlin 1907—08 von 2562 lebendgeborenen 2,8%, im Charlottenburger Krankenhaus in der Kirchstraße während des Aufenthaltes in der Anstalt im Jahre 1909 von 602 lebendgeborenen Kindern 29 oder 4,8%, im Jahre 1910 von 630 lebendgeborenen Kindern 40 oder 6,85%. In der Kgl. Landes-Hebammenanstalt in Stuttgart starben von 3557 lebendgeborenen Kindern 196 oder 5,5%.

Daß mit einer nach neuzeitigen Grundsätzen geleiteten Fürsorge eine Sterblichkeit von 5—6% unserer Säuglinge erreicht werden kann, dafür sprechen die von O. Heubner (Zeitschr. f. Säuglingsschutz, Jhrg. 6, H. 1, S. 1—9) für Hessen beigebrachten Zahlen. Hier sind in 44 Ortschaften 3108 Säuglinge oder 45% der Kinder unter 1 Jahr der Fürsorge unterstellt, und die Sterblichkeitsziffer beträgt nur 4,9%.

Mit höchstem Eifer ist die Fürsorgearbeit in Deutschland von staatlichen und Gemeindebehörden wie von Privaten aufgenommen und gefördert worden. Weitere Ausdehnung gewann sie, als J. M. die Kaiserin an die Spitze der Bewegung trat und in einem Handschreiben an den Vaterländischen Frauenverein vom 15. Nov. 1904 auf die Notwendigkeit hinwies, daß alle wohltätigen Kreise sich mit den Behörden vereinigen möchten, um die Fürsorge zu fördern (vgl. Dietrich a. a. O.). Am 4. Juni 1909 wurde dann das Kaiserin Auguste Viktoria-Haus zur Bekämpfung der Säuglingssterblichkeit im deutschen Reiche in Charlottenburg eröffnet und damit eine Hauptsammelstelle geschaffen für alle auf den Schutz des zartesten Kindesalters abzielenden Bestrebungen. Dieser kurze Rückblick zeigt, daß die Frist für eine endgültige Beurteilung unserer neuzeitigen Fürsorgebestrebungen noch bei weitem zu kurz ist.

Immerhin müssen hier einige Zahlen folgen, die ich der Abhandlung über Säuglingsfürsorge der Stadt Berlin entnehme, die dem 3. internationalen Kongresse für Säuglingsschutz in Berlin 1911 gewidmet ist. Sie zeigen, wie nach Errichtung des städtischen Kinderasyls im Jahre 1901 die dadurch ermöglichte bessere sachgemäße ärztliche und pflegerische Versorgung der in Familien untergebrachten kranken Säuglinge erstaunlich schnelle Abnahme der Sterblichkeitsziffern erzielt.

Unter den Kostkindern der Stadt Berlin starben im 1. Lebensjahre:

1899: 13,7%
1900: 10,38%
1901: 10,2%

Hier folgt die Errichtung des Asyls:
1902: 4,28%
1903: 4,0%
1904: 1,7%.

Es soll die Wiedergabe solcher Zahlen dartun, in welchen Grenzen sich die Erfolge unserer neuzeitigen Säuglingsfürsorge halten werden, was diese sich als Ziel überhaupt vernünftigerweise stecken kann. Sie werden später als Maßstab dienen für die Beurteilung der Sterblichkeit unter den Säuglingen unserer Unteroffizierfamilien.

Die Ursachen der hohen Säuglingssterblichkeit können sehr verschiedene sein. Ich erwähne hier die Umstände, die bisher in Veröffentlichungen vor allem dafür verantwortlich gemacht wurden. Es sind klimatische Einflüsse, namentlich die sommerliche Hitze, das Wohnungselend, gesundheitswidrige Pflege, Armut der Eltern, die Art der Ernährung. Sie alle haben Anteil am Zustandekommen der hohen Sterblichkeitsziffern, ihre Bedeutung ist im einzelnen aber durchaus verschieden. Daß klimatische Einflüsse, besonders die Hitze des Sommers, ein überaus schnelles Hochgehen der Säuglingssterblichkeit begünstigt, ist eine durch zahlreiche Statistiken nachgewiesene Erscheinung, deren letzte Ursachen allerdings noch immer Gegenstand der Erforschung sind. Hierüber näher zu berichten liegt nicht in der Absicht dieser Zeilen. Die leichtere Zersetzung der Milch im Sommer, die Möglichkeit der Wärmestauung sind aber als sicher wirksame Umstände erkannt worden, alles schädigende Ursachen, die von den kundigen Ärzten und den unterrichteten Müttern sehr wohl vermieden werden können. Wohnungselend, gesundheitswidrige Pflege, Armut der Eltern können unter einem einheitlichen Gesichtspunkte betrachtet werden; sie stellen die Umgebung, das Milieu, oder, um mich eines von dem Düsseldorfer Verein für Säuglingsfürsorge geprägten Ausdrucks zu bedienen, die Familienkultur dar, in die hinein der Säugling geboren wird. Diese Umgebung ist wesentlich mitentscheidend für sein weiteres Gedeihen. Enge, dunkle, überlegte Wohnungen gefährden vor allem seine ersten Tage dadurch, daß sie einen regelrechten Verlauf des Wochenbettes erschweren. Ist dann die Mutter gezwungen, bald wieder außer dem Hause tätig zu sein, so fehlt dem Kinde die so notwendige gesundheitlich einwandfreie Pflege, die zu leisten einer armen Mutter oft genug geradezu unmöglich wird. Auch hier wird es natürlich schwer halten, die Einflüsse des Milieus auf die Säuglingssterblichkeit in genauen Zahlen zu veranschaulichen. Wir werden kaum fehlgehen, wenn wir bei unehelichen Kindern im allgemeinen eine für ihr Gedeihen weniger günstige Umgebung voraussetzen als bei ehelichen, und es mögen hier einige Zahlen folgen, die einen ungefähren Eindruck geben sollen von dem Einflusse der zuletzt erwähnten Umstände auf die Säuglingssterblichkeit.

Sterblichkeit der ehelich und unehelich Geborenen im 1. Lebensmonat in den Jahren 1901—1905 (nach Roesle, a. a. O.):

Länder	Von 100 Lebendgeborenen starben im ersten Monat			Verhältnis der unehelichen Sterbeziffer zur ehelichen, wenn diese = 100 gesetzt wird
	bei den Ehelichen	bei den Unehelichen	bei beiden zusammen	
Österreich . . .	8,01	9,91	8,26	123,9
Bayern	7,92	11,65	8,38	147,1
Sachsen	5,85	10,10	6,39	172,6
Preußen	5,35	10,00	5,68	189,9
Frankreich . . .	4,53	8,63	4,89	190,4

Die Einwirkung der Umgebung ist aus diesen Zahlenreihen einigermaßen erkennbar. Überall zeigt sich eine erheblich größere Sterblichkeit der unehelichen gegenüber den ehelichen Kindern, die in Preußen und Frankreich 1³/₄ bis 2mal so groß ist. Seite 80 führt Uffenheimer (a. a. O.) folgende Zahlen an:

Von den lebendgeborenen Säuglingen starben in der gleichen Zeit:

	von 1000 ehelichen	von 1000 unehelichen
erste Woche	24,7	36,2
zweite Woche	34,9	56,0
über 14 Tage 1 Monat	54,4	101,3
über 1—2 Monat	75,2	153,7
„ 2—3 „	93,1	194,3
„ 3—4 „	108,6	226,3
„ 4—5 „	121,8	251,5
„ 5—6 „	133,1	271,4
„ 6—7 „	143,5	287,9
„ 7—8 „	152,8	301,2
„ 8—9 „	161,3	312,7
„ 9—10 „	169,2	322,4
„ 10—11 „	176,2	330,3
„ 11—12 „	182,5	337,2

Von den lebendgeborenen unehelichen Kindern starben demnach etwa doppelt soviele als von den ehelichen.

An Bedeutung als Ursache für die hohe Säuglingssterblichkeit überragt aber die Art der Ernährung bei weitem die eben genannten sozialen Umstände. Sie ist nach allem, was wir bisher wissen, zweifellos das Wichtigste und glücklicherweise einer zielbewußten Fürsorge am ehesten zugängig.

„Die einzige ihrem Zweck vollentsprechende, die einzige der Entstehung schwerer Verdauungskrankheiten sicher vorbeugende Ernährung des Säuglings ist diejenige an der Mutterbrust" (Heubner, Lehrbuch). Dieser Satz darf als sicher feststehend und als Allgemeingut aller

Kinderärzte gelten. Wenn es auch gelingen mag, Säuglinge durch künstliche Ernährung zu befriedigendem Gedeihen zu bringen, so ist doch sicher, daß sie zum mindesten in den ersten Wochen bei einer Reihe konstitutionell weniger gut veranlagter Kinder nicht durchführbar ist, und daß auch in späteren Monaten eine ganze Zahl solcher Kinder unter der künstlichen Ernährung nicht gut vorwärts kommt. Nicht um in einen Beweis für die vorzüglichen Ergebnisse der natürlichen Ernährung einzutreten, sondern nur, um einen Einblick zu gewähren in ihre Bedeutung für die Bekämpfung der Säuglingssterblichkeit, gebe ich einige Zahlen. Uffenheimer (a. a. O. S. 33) führt folgende Berliner Statistik an:

1891/92 starben von je 1000 nicht ausschließlich an der Brust ernährten Säuglingen in den einzelnen Lebensmonaten:

1. Monat	2.	3.	4.	5.	6.	7.	8.	9.	10.	11.	12.
162,9	85,1	69,5	56,1	48,4	39,7	32,9	28,7	28,6	22,1	18,7	16,8

Um wieviel größer war diese Zahl als bei Brustkindern?

| 7,5 | 10,2 | 12,9 | 13,9 | 13,7 | 12,3 | 10,0 | 8,0 | 8,3 | 6,6 | 5,0 | 4,4 |

Die Sterblichkeit der Brustkinder ist bis zu 13,9 mal geringer als bei den künstlich genährten, und es zeigt sich deutlich, daß die Brustnahrung für die Verminderung der Sterblichkeit an Bedeutung gewinnt, je jünger das Kind ist. An gleicher Stelle gibt Uffenheimer die Zahlen Howards bekannt. Hiernach starben:

von 5278 Brustkindern . . . . 368 oder 6,98 %,
von 1626 künstlich genährten . . . . 321 oder 19,75 %,
von 1439 teils an der Brust, teils künstlich genährten 142 oder 9,87 %.

Derartige Statistiken sind vielfach aufgestellt worden; sie zeigen alle, daß die Säuglingssterblichkeit steigt und fällt mit der Häufigkeit des Stillens. Man ersieht hieraus, wie bei der Ernährung an der Brust die oben erwähnte und begründete „Mußzahl" Uffenheimers von 5—6 % erreicht, ja stellenweise noch übertroffen wird.

Der Rückgang der Stilltätigkeit darf demnach als die wesentlichste Tatsache für die Erhöhung der Säuglingssterblichkeit erachtet werden. Die Annahme Bunges (Die zunehmende Unfähigkeit der Frauen, ihre Kinder zu stillen, München 1900), daß es sich hier um eine Naturnotwendigkeit, um ein Zeichen der Entartung unter der Wirkung des Alkoholgenusses handelt, trifft nicht zu. Ich verweise auf die Berichte von Geheimrat Franz und Geheimrat Heubner in der Berliner med. Ges. vom 28. Juni 1911. (Deutsche med. Wochenschrift, 1911, S. 1329.)

Hiernach haben die Frauen in den geburtshilflichen Kliniken der Charité-Berlin und in Kiel während der ersten 8 Tage zu 100% ihre Kinder stillen können, und Heubner berichtet, daß von den Insassen eines Mutterheimes 83,8 % bis zu 3 Monaten ihrer Stillpflicht genügten. Die Besprechung zeigte allerdings, daß in der Praxis der allgemeinen Durchführung des Stillens doch erhebliche Schwierigkeiten entgegenstehen. Eine Unfähigkeit des heutigen Geschlechtes zum Stillen ist jedenfalls nicht zuzugeben, vielmehr ist das Zurückgehen der Stilltätigkeit mitbedingt durch Vorurteile, Unkenntnis der Bedeutung für die ganze fernere Entwicklung des Kindes, teilweise sogar durch Aberglauben und eine Bequemlichkeit, die durch Hebammen und Großmütter oft genug unliebsam unterstützt wird.

Die durch die wissenschaftliche, kinderärztliche Forschung aufgedeckten und in ihrer Wirkung im einzelnen gewürdigten Ursachen der hohen Säuglingssterblichkeit, wie sie vorstehend kurz geschildert wurden, bilden die Grundlage, auf der sich das Gebäude unserer heutigen Säuglingsfürsorge aufbaut.

Seitens der leitenden Behörden und der in der Fürsorge tätigen Männer und Frauen wurde klar erkannt, daß Belehrung und Aufklärung der Bevölkerung über die Gefahren, Ursachen und Bekämpfung der hohen Säuglingssterblichkeit die Vorbedingung jedes Erfolges bilden, daß alle Maßnahmen zur Hebung des allgemeinen Wohles nur dann zur völligen Wirkung gelangen, wenn die breiten Schichten des Volkes über die Zweckmäßigkeit und die Absichten des Vorgehens ausreichend unterrichtet sind (vgl. Dietrich: Das Fürsorgewesen für Säuglinge. Zeitschr. f. Säuglingsfürsorge Bd. 2, 1908).

Die Bedeutung der Belehrung der Mütter für die Durchführung der Fürsorgearbeit würdigt Langstein (Wie ist die Bevölkerung über Säuglingspflege und Säuglingsernährung zu belehren? Berlin 1911) mit folgendem Satze: „Die hohe Säuglingssterblichkeit ist eine Erscheinung, der vielgestaltige Ursachen zugrunde liegen. Jede einzelne in ihrer Wertigkeit betrachtet hat als Komponente den Mangel an Wissen über Elementargrundsätze der Ernährung und Pflege bei den Müttern."

Man sucht die Belehrung den Müttern zu vermitteln durch volkstümliche Vorträge der Ärzte, durch Merkblätter und belehrende Schriften, die unentgeltlich zur Verteilung kommen, und durch Kurse für Mädchen und junge Mütter in den hierzu geeigneten Anstalten. Schließlich erstrebt man die Einführung eines Unterrichtes in der Säuglingspflege in den höheren Klassen der Mädchenschulen (vgl. Langstein a. a. O.). In gleicher Weise wird die Aufklärungsarbeit auf die Hebammen und die Ärzte ausgedehnt; es wird von den Kinderärzten angestrebt, die Hebammenausbildung durch Unterricht und Übung in den wichtigsten Fragen der Ernährung und Gesundheitspflege des Neugeborenen zu ergänzen.

In den weiteren Fürsorgebestrebungen ist die offene Fürsorge zu unterscheiden von der geschlossenen. Die offene Fürsorge läßt den Säugling in der Familie, in seiner Umgebung. Sie ist bestrebt, den Müttern die Mittel und Wege zu weisen, um dem Kinde in der Familie eine gesundheitlichen Anforderungen entsprechende Lebensmöglichkeit zu schaffen. Sie bietet den Müttern gewissermaßen „eine Hilfe zur Selbsthilfe", während unmittelbare Unterstützungen ganz fehlen oder doch in den Hintergrund treten. Der Mutter wird die Sorge für ihr Kind keineswegs abgenommen. Dieser wichtigste, ausgedehnteste Zweig der Fürsorge wird vor allem ausgeübt in den Säuglingsfürsorgestellen, wie sie jetzt in den größeren Städten allenthalben errichtet werden. Diese Stellen haben den Zweck, durch Belehrung praktische Stillwerbetätigkeit zu treiben und die Mütter in allen den Säugling betreffenden Dingen zu beraten. Eine wesentliche Stütze sind hierbei die Gemeindeschwestern oder freiwillige Helferinnen, die die Familien besuchen und dort zum Stillen ermuntern oder die Ausführungen ärztlicher Verordnungen überwachen. Hie und da sind diesen Fürsorgestellen Milchküchen angegliedert, in denen auf ärztliche Verordnung hin einwandfreie Säuglingsmilch und vorbereitete Nährgemische gegen geringe Bezahlung oder bei Bedürftigkeit auch gebührenfrei an Mütter abgegeben werden.

Neben diesem wichtigsten Gliede der offenen Säuglingsfürsorge arbeiten noch zahlreiche wohltätige Vereine in kleinerem Kreise. Wesentlich ist, daß eine Reihe solcher Vereinigungen ihre Fürsorgetätigkeit bereits vor der Geburt des Kindes beginnt. Dies erscheint schon deshalb außerordentlich wichtig, weil wir ja wissen, daß die Kinder von Müttern, die bis zum Ende ihrer Schwangerschaft ihrer Arbeit nachgehen müssen, durchschnittlich 300 g leichter sind als die Kinder nicht arbeitender Mütter.

Im Gegensatze zur offenen nimmt die geschlossene Fürsorge die ihrer Bedürftigen aus der Familie heraus und übergibt sie einer Anstalt. Hier kommen die Entbindungsanstalten in Frage, ferner die Krippen, die Kinder von der 6. Lebenswoche bis zum 6. Jahre aufnehmen. Die Mütter bringen ihre Kinder morgens, wenn sie auf Arbeit gehen und holen sie des Abends wieder ab. Schließlich krönt das ganze Gebäude der geschlossenen Fürsorge das Säuglingskrankenhaus, das den bereits kranken Kindern Heilung bringen soll.

Die Säuglingsfürsorge in den Unteroffizierfamilien.

An der Hand der im Vorstehenden gemachten Ausführungen über Ursachen, Methoden und Erfolge der öffentlichen Säuglingsfürsorge bleibt nunmehr zu untersuchen:

1. ob die Höhe der Sterblichkeit der Säuglinge in unseren Unteroffizierfamilien die Organisation einer Fürsorge erforderlich macht, und
2. wie eine solche Fürsorge am besten durchzuführen ist unter Berücksichtigung der bisher vorhandenen Einrichtungen und der zur Verfügung stehenden Mittel.

Macht die Sterblichkeit der Säuglinge in unseren Unteroffizierfamilien die Einrichtung einer Fürsorge erforderlich?

Während in einzelnen der eingegangenen Berichte die Einleitung einer planmäßigen Säuglingsfürsorge als dringend erforderlich bezeichnet wird, wird von anderen jedes Bedürfnis in Abrede gestellt. Es sollen deshalb hier zunächst Zahlen zusammengestellt werden, die uns über den Umfang des Arbeitsgebietes einer etwaigen Säuglingsfürsorge im Heere Aufschluß geben können.

Das Sanitätsamt eines Armeekorps berechnet jährlich durchschnittlich 150 Geburten in den Kapitulantenfamilien. In einzelnen der Standorte seines Bereiches beträgt bei einer Stärke von 3700 bis 4500 Mann die jährliche Geburtenzahl 40 bis 45.

Ein besonders großer Standort zählt durchschnittlich 200 Geburten im Jahre; in einem anderen werden sogar etwa 450 Unteroffizierkinder jährlich geboren. Für kleinere Standorte beträgt die durchschnittliche Geburtenzahl 28,6. Im Bereich eines anderen Armeekorps gab es zur Berichtszeit 1181 verheiratete Unteroffiziere, deren Familien gemäß F. S. O. § 31,1 Anspruch auf freie militärärztliche Behandlung hatten. Davon waren nach 3jähriger und längerer Ehe 67 kinderlos. Die Summe aller lebend- und totgeborenen Kinder betrug 1489. In einer großen Garnison dieses Korps erfolgten in der Zeit vom 1. Oktober 1909 bis 30. September 1912 882 Geburten oder jährlich 294. In anderen mittleren Standorten schwankt der jährliche Durchschnitt von 56—57 Geburten bis zu nur 20—21, in kleinen Standorten gar nur 1—15.

Es ist auf Grund dieser Zahlen der von den Berichterstattern fast durchweg zum Ausdrucke gebrachten Ansicht beizupflichten, daß eine planmäßige Säuglingsfürsorge und die Bereitstellung besonderer

Mittel hierfür von vornherein nur bei größeren Standorten gerechtfertigt erscheint.

Weiterhin müssen wir versuchen, uns ein Bild davon zu machen, wie hoch die Säuglingssterblichkeit in den Unteroffizierfamilien im allgemeinen ist. Im Bereiche eines Armeekorps betrug sie etwa 10% gegenüber 20% der bürgerlichen Bevölkerung, in einem großen rheinischen Standorte bei 450 jährlichen Geburten im Durchschnitte von 5 Jahren nur 5,5%, in einem kleinen Standorte Mitteldeutschlands 9%. Im Bereiche eines anderen Armeekorps starben von 1489 Kindern im 1. Lebensjahre 132 oder 8,8% einschließlich der totgeborenen, im höheren Lebensalter nur noch 42 oder 2,8%, sodaß demnach 76% aller dem Tode verfallenen Kinder auf das 1. Lebensjahr kommen. Weiterhin wird berichtet, daß von 882 Kindern im 1. Lebensjahre 63 oder 7,4% starben. Diesen im Vergleiche zur bürgerlichen Bevölkerung recht günstigen Zahlen, die sich teilweise der eingangs erwähnten „Mußzahl" Uffenheimers nähern, stehen die in einem großen westlichen Standorte gefundenen schroff gegenüber. Von den seit 1911 dort geborenen Unteroffizierkindern sind 20% Magen-Darmkatarrhen erlegen.

Die im vorstehenden gegebenen Zahlen zeigen zunächst, daß die gleichen Unterschiede in der Höhe der Säuglingssterblichkeit, wie wir sie in der Gesamtbevölkerung einzelner Kreise und Gegenden in Deutschland finden, auch in der militärischen Bevölkerung vorkommen. Es ergibt sich hieraus einmal die Notwendigkeit, den Ursachen dieser auffallenden Erscheinung nachzugehen. Weiterhin muß es gerechtfertigt erscheinen, wenn die für die Säuglingsfürsorge zu treffenden Maßnahmen auf Grund eingehender statistischer Erhebungen eine gewisse Abstufung erfahren. Schließlich zeigen diese Zahlen, daß für eine organisierte Säuglingsfürsorge in großen Standörten in der Tat ein Arbeitsgebiet vorhanden ist, dessen Umfang freilich starken Schwankungen unterliegt.

Mittel und Wege der militärischen Säuglingsfürsorge.

Schwangeren- und Wöchnerinnenfürsorge.

In den Erörterungen über die Mittel und Wege zur Einleitung einer Fürsorgearbeit für die Unteroffizierkinder zeigt sich in fast allen Berichten die Überzeugung von der Notwendigkeit, sie schon vor der Geburt des Kindes beginnen zu lassen, d. h. sie mit einer Schwangerenfürsorge organisch zu verbinden, wie dies ja auch das Ziel der öffentlichen Säuglingsfürsorgebestrebungen ist.

Daß werdende Mütter bis zu ihrer Entbindung schwere Arbeit verrichten müssen und dadurch, wie oben gezeigt wurde, die Entwicklung des Kindes hemmen, wird bei unseren Unteroffizierfrauen kaum in Frage kommen. In den Berichten ist jedenfalls hiervon nicht die Rede. Sollte es irgendwo doch der Fall sein, so wäre damit ein Notstand gegeben, der einmalige außerordentliche Zuwendungen aus den jetzt schon bereitgestellten Fonds rechtfertigen würde. Allseitig wird auf die Notwendigkeit hingewiesen, daß schon bei der Geburt der etwa hinzugezogene Sanitätsoffizier durch Belehrung der Mutter praktisch Säuglingsfürsorge treibt. In welcher Weise dies zu geschehen hat, soll später im Zusammenhange besprochen werden. Hier finden zunächst die Maßnahmen Erwähnung, die geeignet sind, die Umgebung, die Familienkultur, in die hinein der Säugling geboren wird, zu heben und für sein Gedeihen möglichst gut und zweckmäßig zu gestalten.

Ohne weitere praktische Bedeutung scheint bei unseren Unteroffizieren die Wohnungsfrage zu sein. Eine Dienststelle betont noch besonders, daß unsere Unteroffiziere in dieser Beziehung erheblich besser dran sind als die entsprechenden Schichten der bürgerlichen Bevölkerung.

Eine Wochenbett- und Schwangerenfürsorge muß einen wesentlichen Einfluß auf das Befinden des Säuglings ausüben. Hierfür sind uns jetzt bereits Mittel an die Hand gegeben, da auf begründeten Antrag hin den Frauen Unterstützungen aus dem Reichsmedizinalfonds gegeben werden können, sodaß sie sich für die erste Zeit eine Hilfe im Haushalt, etwa in der Form einer Aufwartung, oder auch eine Aufbesserung der Ernährung verschaffen können. Der weitere Ausbau dieser Fonds wird von mehreren Seiten dringend empfohlen.

Erwähnenswert ist ein Vorschlag, wonach den Wöchnerinnen 20 Tage lang nach der Entbindung täglich je 1 Mark gezahlt werden soll zur Linderung des wirtschaftlichen Notstandes, der durch die Geburt eintritt, und zur Ermöglichung einer besseren Ernährung. Die Wöchnerin ist dann nicht genötigt über die gekauften Nahrungsmittel Rechnung zu legen; sie kann das Geld im Haushalte dort verwenden, wo sie es für zweckmäßig hält, und entgeht dadurch vielleicht den im Verhältnisse zu ihrem geringen Nutzen so sehr teuren künstlichen Nährmitteln. Die Möglichkeit, eine Erhöhung der bestehenden Fonds zu erreichen, muß bezweifelt werden, und so einfach die Lösung der ganzen Frage durch die Inanspruchnahme staatlicher Gelder naturgemäß erscheint, der Weg ist praktisch nicht gangbar. Mit den gegebenen Verhältnissen muß gerechnet werden. Wir sind hier auf dem Punkte angelangt, wo die private Wohltätigkeit einzusetzen hat. In der Tat ist auch aus einzelnen Berichten zu ersehen, daß sich Militär-Hilfs- und Frauenvereine in einigen Standorten bedürftiger Wöchnerinnen annehmen. Die Förderung und Neugründung solcher wohltätiger Vereinigungen muß auch für die Säuglingsfürsorge als zweckentsprechendes Mittel erachtet werden. Den außerordentlich wertvollen und nach reiflicher Überlegung aufgestellten Grundsatz der öffentlichen Säuglingsfürsorge, den Müttern nur eine „Hilfe zur Selbsthilfe" (s. S. 10) zu bieten, ihnen nur die rechten Wege zu weisen, muß sich auch die militärische Fürsorgetätigkeit zu eigen machen. Ganz besonders ist es deshalb zu begrüßen, daß der Marinestabsarzt Dr. Möhlmann (Dt. militärärztl. Zeitsch. 1912) einen Weg zur Selbsthilfe unseren Unteroffizierfrauen zeigt, indem er die Errichtung von **Mutterschaftsversicherungen** empfiehlt. Von einem Teile der Berichterstatter werden diese Mutterschaftskassen empfohlen, von anderen ohne nähere Begründung verworfen. Von einer Seite wird geschrieben, daß die Gründung von Mutterschaftskassen für einzelne Truppenteile oder größere Verbände zu begrüßen seien. „Wenn diese Kassen nicht nur auf die Beiträge der Mitglieder angewiesen wären, sondern ihnen ein Teil des beim Bestehen solcher Kassen erheblich entlasteten Unterstützungsfonds des Generalkommandos überwiesen wird, so dürften sie lebensfähig sein. Dem Arzte müßte im Vorstande solcher Kassen eine einflußreiche Stellung gewährleistet werden. Besondere Kosten werden voraussichtlich nicht entstehen". Hiernach müßte die Begründung derartiger Mutterschaftskassen nach Kräften gefördert werden. Eine günstige Wirkung auf die Verminderung der Säuglingssterblichkeit im Heere kann dadurch mit Sicherheit erwartet werden. Ist doch oben gezeigt worden, wie gerade die Sterblichkeit des ersten Lebensmonates die für das ganze erste Jahr gefundene Sterblichkeitsziffer maßgebend beherrscht.

Der durch Förderung der privaten Wohltätigkeit und der Selbsthilfe der Frauen durch Gründung von Mutterschaftskassen zu erzielende weitere Ausbau der Wöchnerinnenfürsorge stellt einen gangbaren Weg dar für die Erreichung auch der Ziele der Säuglingsfürsorge.

Belehrung.

In den auf den Säugling selbst sich erstreckenden Maßnahmen wird in übereinstimmender Weise in den Berichten der Belehrung und Aufklärung in den Familien die erste Stelle zugewiesen. Einstimmig wird der Beginn dieser Belehrung schon vor der Geburt des Kindes für erforderlich erachtet. Es kommt zum Ausdrucke, daß hier die Mitwirkung des Frauenarztes nicht entbehrt werden kann, und daß ihm bereits die Aufgabe zufällt, die werdende Mutter über die wichtigsten Fragen der Säuglingsernährung und Pflege, vor allem über die Notwendigkeit, das Kind selbst zu stillen, aufzuklären. Es wird weiterhin vorgeschlagen, daß jährlich einmal Vorträge über neuzeitige Säuglingsfürsorge in allen Standorten für die verheirateten Unteroffiziere und ihre Frauen abgehalten werden und zwar in der Form von Unterhaltungsabenden, wie sie in vielen Orten meist unter Leitung von Militärgeistlichen schon bestehen dürften.

Ebenso könnten diese belehrenden Vorträge von geeigneten Sanitätsoffizieren auch gesondert von den Unterhaltungsabenden stattfinden, wie dies z. B. in Berlin geschieht. Zu beherzigen ist jedenfalls die an einer Stelle ausgesprochene Mahnung, sie nicht zu oft zu wiederholen. Sicherlich würde dann die Teilnahme bald nachlassen. Ich möchte diesen Satz auf Grund eigener Erfahrung besonders hervorheben. In einem Berichte wird vorgeschlagen, gelegentlich des Kapitulantenunterrichts den verheirateten Unteroffizieren durch einen Sanitätsoffizier Unterweisung über zweckmäßige Säuglingsernährung und Behandlung geben zu lassen. Von einem Sanitätsoffizier der Reserve erfahre ich, daß er beim Unterrichte der Sanitätsmannschaften und Unteroffiziere gelegentlich die Säuglingspflege berührt hat und dabei auf Anteilnahme und Verständnis gestoßen ist. Mir wird ferner mitgeteilt, daß bei einem Berliner Regiment jeder Unteroffizier, der zu heiraten gedenkt, seitens des Regimentsarztes über die Gefahren früherer geschlechtlicher Ansteckungen aufgeklärt wird. Auch diese Gelegenheit ließe sich z. B. für die Zwecke der Stillwerbetätigkeit ausnützen. Aufklärung und Belehrung, nötigenfalls praktische Anweisung der Unteroffizierfrauen wird in manchen Standorten von den weiblichen Mitgliedern der Unteroffizierfrauenhilfsvereine, denen gegebenenfalls ein Sanitätsoffizier beratend zur Seite stehen müßte, besorgt werden können.

Von mehreren Seiten wird die Verteilung volkstümlicher belehrender Bücher oder auch ihre Ausleihung an die Unteroffizierfrauen durch die Truppenteile angeregt. Es werden hier auch einige bestimmte Werke empfohlen, so Pescatore-Langstein: Pflege und Ernährung des Säuglings, Preis 1 Mark; die Säuglingspflegefibel von Schwester Antonie Zwerner, Preis 0,90 Mark; Schloßmann: Pflege des Kindes in den zwei ersten Lebensjahren, Preis 0,30 Mark. Demgegenüber muß die Warnung einer Berichtsstelle beachtet werden:

„Die Verabfolgung von Büchern über Schwangerschaft, Entbindung und Säuglingspflege an die Unteroffizierfrauen empfiehlt sich nicht, da solche nur allzu häufig überhaupt nicht gelesen oder mißverstanden werden." Ein Satz, der nach den Erfahrungen, die die neuzeitige Säuglingsfürsorge mit schriftlichen Belehrungen gemacht hat und die unten noch besprochen werden sollen, sicherlich zu Recht besteht. Durchaus beherzigenswert ist ferner die dringende Warnung vor „Merkbüchern für die junge Mutter", die ihrem Inhalte nach durchaus ungeeignet sind, aber oft mit viel Lärm angepriesen werden. (Vgl. Peiper: Zeitschrift für Säuglingsschutz 1914, Nr. 3.) Auf solche Bücher in Unteroffizierbüchereien durch geeignete Sanitätsoffiziere achten zu lassen, erscheint demnach wünschenswert.

Des größten Beifalles als Mittel, das Verständnis für eine geordnete Säuglingspflege und Ernährung bei den Frauen unserer Unteroffiziere zu fördern, erfreut sich das Merkblatt. Die an ein Merkblatt zu stellenden Anforderungen finden sich in der erwähnten Abhandlung von Langstein wiedergegeben: „Wie ist die Bevölkerung über Säuglingspflege und Säuglingsernährung zu belehren?" Knapp und klar das Notwendigste zu sagen, das ist die Kunst des Merkblattes. Durch Übertreibungen, wie sie aus Gründen des Werbens in manchen Merkblättern zu finden sind, kann der Nutzen, den sie sonst zu stiften imstande sind, gefährdet werden. A. Keller bestimmt die Aufgabe des Merkblattes (nach Langstein a. a. O.) genauer folgendermaßen: „Alle Merkblätter müssen eine eindringliche und verständliche Stillpropaganda und ausführliche Belehrung über die gesamte Technik des Stillens bringen, während die Belehrung über künstliche Ernährung sich am besten auf das Allernotwendigste beschränkt. Notwendig sind genaue Vorschriften für Sauberkeit bei der Nahrungszubereitung, für Behandlung der Milch, Mischen der Bestandteile, Reinigung der Gefäße und Flaschen, Kochen und Kühlen. Überflüssig und u. U. schädlich sind zahlenmäßige Angaben über Nahrungsmenge und Nahrungsmischung nach dem Lebensmonat. Bemerkungen über Beikost, Gemüse, Obst dürfen nicht fehlen, ebensowenig allgemeine Vorschriften über Pflege des Kindes". Im Selbstverlage eines Generalkommandos ist ein Merkblatt erschienen, das nach Form und Inhalt gewiß allgemeine Zustimmung finden wird und hier abgedruckt werden soll:

An alle jungen Mütter!

Nährt Eure Kinder selbst! Brustkinder gedeihen mühelos. Sie machen keine Kosten und Last durch Krankheit. Ihr Leben ist 10—15 mal sicherer als das der künstlich aufgezogenen Kinder.

Wie oft soll die Mutter anlegen? 5 mal täglich; um 6, 10, 2, 6, 10 Uhr. Nachts sollen Mutter und Kind Ruhe haben. Nicht gleich anlegen, wenn das Kind einmal schreit.

Wie soll sich die stillende Mutter pflegen? Sie soll essen, was sie gewöhnt ist und was ihr schmeckt. Nahrhafte und billige Nahrungsmittel sind Milch, Eier, Käse (Quark), Hering (als Ersatz für Fleisch), Mehlsuppen mit Magermilch gekocht. Alkohol ist unnütz und schädlich. Fast jede Mutter, die den ernstlichen Willen hat, kann stillen. Der einzige Hinderungsgrund ist Tuberkulose (Schwindsucht) der Mutter.

Pflege des Säuglings. Ihr müßt Euer Kind täglich in gut handwarmem Wasser baden und nach dem Baden und Trockenlegen pudern (mit Tonpulver, Talkum oder Stärkemehl). Nicht fest wickeln, denn zu warmes Einpacken wirkt ebenso schädlich wie ein überhitzter Raum. Daher im Sommer weg mit allen Federbetten und dicken Wickeltüchern, weg mit der Gummiunterlage! Eine leichte Decke genügt. Auch stellt Euer Kind im Sommer nicht in die heiße Küche, sondern in das größte und kühlste Zimmer, lüftet fleißig und schützt das Kind vor quälenden Fliegen, indem Ihr einen leichten Schleier über Bettchen oder Korb legt. Unterlaßt das Auswaschen des Mundes, es ist unnütz und schädlich.

Künstliche Ernährung ist gefährlich für die Gesundheit der Kinder, mühsamer und infolge häufiger Erkrankungen auch viel teurer. Kauft keine teuren Präparate, wie Kindermehle, Phosphatine usw. Ihr bereichert damit nur die Taschen der Fabrikanten. Ernährt nur künstlich, wenn ihr vorher den Arzt gefragt habt. Alsdann aber kauft Eure Milch nur aus einem sauberen Kuhstall. Ihr dürft die Milch nicht zu Hause herumstehen lassen, sondern müßt sie sofort 3 Minuten in einem reinen Topfe kochen, schnell abkühlen, indem Ihr den Topf mit einem Deckel versehen, in kaltes Wasser setzt und dieses häufig erneuert.

Ihr dürft die Milch nach dem Kochen nicht in andere Töpfe gießen, sondern müßt sie solange in dem kühl aufbewahrten Topf lassen, bis Ihr sie unmittelbar vor dem Gebrauch in vorgeschriebener Menge in die Flaschen füllt.

Stehen Euch 5 Flaschen zur Verfügung, was natürlich am besten ist, so müßt Ihr die Milch sofort nach dem Kochen in vorgeschriebener Menge in die Flaschen füllen und sie verschlossen an einem kühlen Platz, am besten im Eisschrank aufbewahren.

Flaschen und Sauger in Boraxlösung auskochen und sauber aufbewahren.

Tritt Durchfall ein, so laßt die Milch fort und gebt, bis Ihr den Arzt gefragt habt, nur Tee (Fenchel-, Pfefferminz-, einfachen Tee) ohne Milch und ohne Zucker.

Wartet nicht, bis es soweit gekommen ist, sondern **stellt jedes neugeborene Kind in der Säuglingsfürsorgestelle im Garnisonlazarett vor, wo täglich außer Sonntags Sprechstunde abgehalten wird.**

Der Mutter, die so oft als möglich die Säuglingsfürsorgestelle oder ihren Arzt aufsucht, wird es am sichersten gelingen, ihr Kind gesund zu erhalten.

In der Regel und in erster Linie werden vom Militärfrauenverein und vom Generalkommando gegebenenfalls nur die Familien unterstützt werden, welche ihre Kinder der Säuglingsfürsorge unterstellt haben.

Die Vertreibung solcher Merkblätter in unsern Unteroffizierfamilien kann in verschiedener Weise erfolgen; einmal können sie gelegentlich belehrender Vorträge für Unteroffiziere und deren Frauen verteilt werden, dann aber auch, und dieser Weg muß als recht wirksam betrachtet werden, in einer Form, wie sie am Sitze des eben erwähnten Generalkommandos gewählt worden ist. Hier ist jeder Unteroffizier durch Verfügung des Generalkommandos verpflichtet, die Geburt eines Kindes unverzüglich auf dem Regimentsgeschäftszimmer zu melden. Hierbei erhält er das Merkblatt ausgehändigt. Daß der Frauenarzt für die Verbreitung der Merkblätter und die Belehrung über ihren Inhalt sehr wesentlich in Betracht kommt, leuchtet ohne weiteres ein. Eine Verteilung der Merkblätter erst bei erfolgter Geburt ist zweifellos nützlicher als die schon bei der Eheschließung etwa auf dem Standesamt vorgenommene.

Eine schwer zu entscheidende Frage ist es, ob sich der mit der Fürsorge für die Säuglinge beauftragte Sanitätsoffizier oder der Truppenarzt dann, wenn ihm eine Geburt in einer Unteroffizierfamilie bekannt wird, schon unaufgefordert zur Mutter begeben soll, um dort aufklärend und unterweisend zu wirken. Es wurde dies in einem großen Standorte durchgeführt, und es scheinen sich hierbei keine besonderen Unzuträglichkeiten herausgestellt zu haben; immerhin werden aber hiergegen schwerwiegende Bedenken von anderer Seite erhoben. Jedenfalls erfordern derartige unerbetene Besuche großes Taktgefühl seitens des Arztes. Meine eigenen Erfahrungen in der Fürsorge für unsere Unteroffizierkinder ermuntern nicht zu Versuchen gerade nach dieser Richtung. Eine vorherige Mitteilung seitens des zur Entbindung etwa zugezogenen Frauenarztes wäre hier sehr erwünscht.

Sich über den Nutzen der gesamten Aufklärungsarbeit ein zutreffendes Bild zu verschaffen, ist schwer. Es sei vermerkt, daß nach den Erfahrungen einer Berichtsstelle die Belehrung über die Notwendigkeit des Stillens allein durch Vorträge unwirksam ist. Auch von anderer Seite wird von einer Beratung durch Truppenärzte im Einzelfalle mehr erwartet als von gemeinsamen Belehrungen durch Vorträge. Immerhin werden diese Vorträge imstande sein, die Aufmerksamkeit der Unteroffizierfamilien auf die Wichtigkeit einer geordneten vernünftigen Säuglingspflege hinzulenken. Sie werden ihnen die Kenntnis der Tatsache vermitteln können, daß in vielen Beziehungen das Säuglingsalter entscheidet über das gesamte körperliche und geistige Wohlergehen auch in späteren Jahren. Sie werden ferner bei nicht zu häufiger Wiederholung durch geeignete Vorführungen (Lichtbilder) eindrucksvoller gestaltet werden können.

Über die Wirkung der Merkblätter im besondern entnehme ich der erwähnten Arbeit von Langstein folgende Daten: E. Michaelis suchte festzustellen, wieweit von dem gedruckten Wort ein Erfolg in bezug auf die Aufklärung zu erwarten sei. $^2/_3$ (65 %) sämtlicher Mütter hatten das ihnen ausgehändigte Merkblatt gelesen. Bei diesen hat es wohl einigermaßen seinen Zweck erfüllt, indem sie sich in dem Verfahren der Ernährung (Häufigkeit der Mahlzeiten, Milchmischungen) danach gerichtet haben. Schäden durch mißverständliche Auffassung seines Inhaltes stiftete das Merkblatt in keinem Fall. Michaelis sah falsche, besonders zu häufige Ernährung bei weitem öfter unter den Frauen, die von dem Merkblatte nichts wußten. Von diesen ernährten 32% ihre Kinder unrichtig, von denen, die in den Besitz der Merkblätter gekommen waren, eine viel kleinere Zahl, nur etwa 8,5 %. Diese Ergebnisse dürfen zweifellos nicht verallgemeinert werden. Wir können aber annehmen, daß bei der sozialen Höhe unserer Unteroffizierfamilien die Wirkung des gedruckten Wortes eher besser ist als schlechter.

Ich komme zu folgendem Schlusse: Wir besitzen in der Verteilung von Merkblättern ein verhältnismäßig billiges und wirksames Mittel zur Aufklärung unserer Unteroffizierfrauen über ihre Pflichten als Mutter. Daneben kommen in Betracht Vorträge vor den Unteroffizierfrauen, den Kapitulanten und Sanitätsmannschaften. Zur Durchführung der Verteilung der Merkblätter ist die Anordnung der Zwangsmeldung jeder Geburt in Unteroffizierkreisen erwünscht.

Ob die Einführung eines Pflichtbesuches des Fürsorge- oder Truppenarztes bei jeder Wöchnerin und ohne Aufforderung empfohlen werden darf, darüber müssen noch weitere Erfahrungen gesammelt werden.

Die Belehrung der Mutter über die Bedeutung des Selbststillens für die Entwicklung des Kindes wirksamer zu gestalten, bedient sich die neuzeitige Säuglingsfürsorge der Stillprämien und der Beaufsichtigung der Mutter durch ausgebildete Schwestern oder private Helferinnen.

Stillprämien.

Die Einführung der Stillprämien wird fast von allen Berichterstattern empfohlen. Tatsächlich sind sie nur wenig erprobt worden. Über Höhe und Art der Verabfolgung bestehen abweichende Meinungen. Ein Berichterstatter wünscht, daß die Stillprämien zum größten Teile durch private Hilfe, nur zum kleinsten Teile durch den Staat aufgebracht werden. Ein anderer empfiehlt Stillprämien von monatlich 5 Mark $1/2$ Jahr lang. Bei einer Durchschnittszahl von 150 Geburten im Jahre und unter der Annahme, daß $2/3$ der Frauen 6 Monate lang stillen, würden die Gesamtkosten jährlich 3000 Mark ausmachen.

Weiterhin wird die Meinung ausgesprochen, daß die Gewährung von Stillprämien unter Verwendung der Unterstützungsfonds bei dem Generalkommando keinerlei Schwierigkeiten machen würde. Es wird ein heilsamer Zwang für die Unteroffizierfrauen darin erblickt, daß die Gewährung der Unterstützung von der Tatsache des Selbststillens abhängig gemacht wird, außer wenn der Militärarzt die Unfähigkeit zu stillen bescheinigt hat. Von anderer Seite wird empfohlen 10 bis 12 Mark monatlich zu zahlen. In einem Standorte ist die Gewährung von solchen Beihilfen und Stillprämien daran gebunden, daß die Kinder der bestehenden militärärztlichen Säuglingsfürsorge zuvor unterstellt werden. Ein Berichterstatter schlägt vor, nach 6 Wochen dauerndem, durch den Truppenarzt bescheinigtem Selbststillen 5 Mark zu zahlen und am Ende des 3. Monats abermals 5 Mark. Für einen sehr kleinen Standort würden dann die Kosten allein etwa 100 Mark jährlich betragen. Von anderer Seite wird eine Stillprämie von 5—6 Mark für den Monat angenommen und berechnet, daß die

Kosten bei einer Besatzung von 5000 Mann sich auf monatlich 50 bis 60 Mark belaufen. In einem Standorte wird wöchentlich 1 Mark Stillprämie gezahlt. Eine Dienststelle möchte die Bestreitung der Stillprämien den in den größeren Städten vorhandenen öffentlichen Fürsorgestellen überlassen, zu denen Unteroffizierfamilien entsprechend ihrer sozialen Stellung Zutritt haben.

Zunächst ist hier zu erörtern, welchen praktischen Nutzen wir von einer Einführung der Stillprämien erwarten können. Die Meinungen über ihren Wert sind noch recht geteilt. Man hat die Beobachtung gemacht, daß ihre Werbekraft außerordentlich gering ist, und daß in den öffentlichen Fürsorgestellen meist nur solche Mütter sich um die Stillprämien bemühen, die schon früher ihre Kinder gestillt hatten, sodaß also tatsächlich mit der Stillprämie kein Fortschritt erreicht wird. Es lassen sich gegen ihre Einführung noch mehr Gründe geltend machen. Wie in einigen Berichten erwähnt worden ist, würden Frauen, die tatsächlich zum Stillen unfähig sind, der Wohltat einer Stillprämie verlustig gehen, auch dann, wenn sie diese Unterstützung vielleicht besonders dringend brauchen. Ferner würde die Gewährung der Prämien von einer ärztlichen, womöglich militärärztlichen Bescheinigung über das stattgehabte Stillen abhängig gemacht werden müssen; die Beibringung dieser Bescheinigung bedingt eine gewisse Beaufsichtigung der Mutter durch den Arzt und ist deshalb für beide Teile gleich unangenehm. Sie würde sicherlich die meisten Frauen abhalten, sich überhaupt darum zu bewerben. Nicht wenige Frauen würden, wohl nicht mit Unrecht, einen Zwang zum Stillen als unberechtigten Eingriff in das Recht der Selbstbestimmung empfinden. Von der Einführung von Stillprämien kann deshalb von vornherein kein großer Nutzen erwartet werden. Die Bereitstellung staatlicher Mittel für die Gewährung von Stillprämien ist ausgeschlossen, ließe sich auch bei ihrem zumindest fraglichen Nutzen kaum rechtfertigen. Unterstützungen in Form von Wochengeld oder einmaliger Beihilfe für die Beschaffung von Säuglingswäsche werden hier durch Verbesserung des Milieus des Säuglings mehr wirken als die Stillprämien.

Weibliche Hilfskräfte.

Die Einführung weiblicher Hilfskräfte für die Säuglingsfürsorge im Heere zwecks eingehenderer Belehrung der Mutter und ihrer sachgemäßen Beaufsichtigung wird von einzelnen warm empfohlen. Ein Berichterstatter erhofft in Standorten mit etwa 50 und mehr Unteroffizierfamilien von der Tätigkeit besonders ausgebildeter Gemeindeschwestern großen Nutzen. Als Tätigkeitsgebiet wird diesen Schwestern Wochen- und Säuglingspflege zugewiesen, sowie die Führung des Haushaltes während der Zeit des Wochenbettes. Es wird hierbei vermutet, daß die junge Mutter von einem weiblichen Wesen besonders gerne Belehrung annehmen würde. Von anderer Seite wird darauf aufmerksam gemacht, daß dort, wo bereits Gemeindepflegerinnen angestellt sind, ihre ergänzende Ausbildung in Säuglingspflege und Verwendung bei der Fürsorge keine Schwierigkeiten machen würde. In einem Standorte nimmt sich die Schwester der Garnisongemeinde der Wöchnerinnen an und benutzt nach ihrer Angabe diese Gelegenheit zur Verbreitung neuzeitlicher Anschauungen über Säuglingspflege. Es wird weiter vorgeschlagen, die Kosten für eine vom Ortsfrauenverein zu stellende Pflegerin, die nötigenfalls die Säuglingsfürsorge bis zum 10. Tage nach der Geburt durchführt, auf staatliche Fonds zu übernehmen. Die Notwendigkeit der Annahme einer Schwester hätte der Truppenarzt zu bescheinigen. Die Pflegerin erhält täglich 1,50 Mark, für jeden Fall also 15 Mark. Für das ganze Jahr würden die Kosten in einem kleinen Standort 150 Mark betragen. Besonders wertvoll, weil aus der praktischen Erfahrung hervorgegangen, sind die Ausführungen eines Berichterstatters. Nach seiner Ansicht ist die feste Anstellung einer weiblichen Kraft, etwa einer Schwester, notwendig, deren einzige Tätigkeit außer der Pflege erkrankter Kinder in der Wohnung der Eltern eine Überwachung aller Neugeborenen sein müßte. Die Unterhaltungskosten einer solchen Schwester würden sich auf jährlich 1500 Mark belaufen, wovon den dritten Teil der Summe ein in dem betreffenden Standorte bestehender Militärfrauenverein übernehmen würde. Die Säuglingsfürsorge erscheint dem Berichterstatter ohne diese weibliche Hilfskraft als ein halbes Ding.

Tatsächlich ist die Säuglingssterblichkeit unter den Unteroffizierfamilien des fraglichen Standortes mit 20% ganz auffallend und erschreckend hoch und rechtfertigt zu ihrer Bekämpfung besondere Maßnahmen. Immerhin darf füglich bezweifelt werden, ob die Tätigkeit bei durchschnittlich 200 Geburten im Jahre wirklich die Arbeitskraft einer Schwester ausfüllen würde. Es ist zu erwägen, daß bei Brustkindern eine alle 4 Wochen vorgenommene Feststellung des körperlichen Zustandes völlig hinreichend ist, ebenso bei gedeihenden Flaschenkindern. Eine Aufsicht über die Durchführung der ärztlichen Maßnahmen in den Familien durch die Schwester ist ein zweischneidiges Schwert. Unsere Unteroffizierfamilien haben zwar das Recht auf freie militärärztliche Behandlung, aber keineswegs die Pflicht, sich militärärztlich behandeln zu lassen. Wir können ihnen, wenn sie es wünschen, unseren Rat geben, können belehrend auf sie einwirken, dürfen ihnen aber unseren Rat nicht aufzwingen. Die Übernahme der Pflege kranke Säuglinge in der Familie durch die Fürsorgeschwester wird auch nur in wenigen Fällen in Frage kommen. Bei der durchschnittlichen sozialen Stellung unserer Unteroffizierfamilien dürfen wir annehmen, daß die Mutter gerne ihr Kind selbst pflegt, die Anwesenheit einer weiteren Person im doch ziemlich engen Haushalte wird kaum als wünschenswert empfunden. Die besonderen Verhältnisse des betreffenden Standortes mögen den Wunsch nach einer festangestellten, einzig für die Säuglingsfürsorge tätigen weiblichen Hilfskraft rechtfertigen; für die Allgemeinheit trifft dies nicht zu, auch nicht in größeren Standorten. Sehr zu begrüßen würde es aber ganz sicherlich sein, wenn freiwillige Hilfskräfte ihre freie Zeit in den Dienst der guten Sache stellen. In Frage kommen hier die Militärfrauenvereine und der Vaterländische Frauenverein. Bisher sind darauf abzielende Versuche allerdings fehlgeschlagen.

Die vorstehenden Ausführungen rechtfertigen folgenden Schluß: Für die Anstellung eigener Fürsorgeschwestern liegt nur unter ganz besonderen Verhältnissen gelegentlich ein Grund vor; sie kann deshalb nicht befürwortet werden, zumal die nicht geringen erforderlichen Mittel hierzu nicht zur Verfügung stehen.

Die nebenamtliche Übernahme der Fürsorgetätigkeit durch Armeeschwestern oder private weibliche Hilfskräfte ist lebhaft zu begrüßen.

* * *

Sucht man durch Belehrung, Stillprämien und beratende weibliche Hilfskräfte die Säuglingssterblichkeit vor allem mittelst Förderung der natürlichen Ernährung zu bekämpfen, so sollen nun diejenigen Maßnahmen folgen, die die Hebung der Technik der künstlichen Ernährung und die praktische Bekämpfung der Säuglingskrankheiten zum Ziele haben.

In der offenen Säuglingsfürsorge (vgl. oben) würde hier zunächst die Regelung der Milchversorgung und Errichtung von Fürsorgestellen zu erwähnen sein.

Milchversorgung.

Eine besondere Veranlassung, die Unteroffizierfamilien gegen den Bezug unbrauchbarer Milch zu schützen, liegt sicherlich nicht vor. Wie von einer Stelle mit Recht betont wird, geschieht ihre Versorgung mit Milch gewöhnlich aus der gleichen Quelle wie die der Kasernen; sie ist also beaufsichtigt und einwandfrei. Demgegenüber wird von anderen die Frage für dringlich gehalten und selbst für kleinere Standorte die Errichtung von Milchküchen angestrebt, oder es wird zumindest empfohlen, den kleineren je einen, den größeren Standorten je zwei Soxlethgeräte zum Preise von je 16 Mark zur Verfügung zu stellen. Auch an anderer Stelle werden die Beschaffung von Soxlethgeräten und ihre Ausleihung an die Unteroffizierfamilien empfohlen. Es ist zwar die Kenntnis von der Gefahr einer mit Keimen verunreinigten Milch ziemlich Allgemeingut des Volkes geworden; die Soxlethgeräte, die gerade den Zweck der Milchentkeimung in bequemer und sicherer Weise erreichen, können aber immerhin, namentlich in der heißen Jahreszeit, am Platze sein und dann wohl von den Garnisonlazaretten ausgeliehen werden. Ein Berichterstatter sucht durch Ausgeben von Milchmarken für gute Säuglingsmilch zu sorgen. In einem Standorte werden durch freiwillige Beiträge der Offiziere monatlich etwa 65 Mark für Beschaffung einwandfreier Säuglingsmilch aufgebracht. Ferner wird die Gewährung guter Kindermilch auf Kosten des Medizinalfonds bis zum Lebensalter von 6 Monaten vorgeschlagen und die Herstellung der nötigen Milchmischungen in den Garnisonlazaretten in Erwägung gezogen. Bei einem Regimente wird für jedes Kind unter 1 Jahre den Unteroffizierfamilien täglich 1 l Milch aus der Milchküche des Vaterländischen Frauenvereins auf Kosten des Regimentes geliefert. Die Aufwendungen für Einrichtung einer eigenen Milchküche in mittleren Standorten beziffert ein Berichterstatter auf 500 Mark.

Beachtenswert sind hier folgende Ausführungen eines praktisch erfahrenen Berichterstatters: „Die Errichtung einer Milchküche im Lazarett rentiert sich nicht; außerdem könnte sie sich zu einer Gefahr für die Kinder auswachsen, da diese wegen der Leichtigkeit der zu beschaffenden Milch sehr leicht überfüttert werden und erkranken können. So gibt es strenggenommen keine Normalnahrung, die einem bestimmten Alter entspräche, dieselbe muß für jedes Kind individualisiert werden". Diesen Ausführungen muß durchaus beigepflichtet werden. Die oben erwähnte wahllose Verabfolgung von 1 l Milch pro Tag und Kind kann den Zwecken der Säuglingsfürsorge unmöglich dienen. 1 l Milch ist die Menge, die als höchstes überhaupt erlaubtes Maß bezeichnet werden muß und nur am Ende der Säuglingszeit für wenige Wochen bei gut veranlagten Kindern gegeben werden darf. Die Verabfolgung der Milch kann als Unterstützung der Familie angesehen werden, niemals als Teil einer vernünftigen Säuglingsfürsorge. Auch die Ausgabe von Milchmarken trägt die Merkmale der Unterstützung. In der Säuglingsfürsorge kann die Gewährung von Milch und Milchpräparaten erst dann eine Bedeutung gewinnen, wenn unsere Kenntnisse von der Technik der künstlichen Ernährung des Säuglings dabei zum Ausdrucke kommen, d. h. wenn der Arzt zuvor über die zweckmäßigste Art der Ernährung ein Urteil abgegeben hat. Für jeden Säugling werden dann besondere Milchmischungen hergestellt werden müssen. Für eine dem Garnisonlazarett angegliederte Milchküche würde das eine große Arbeitslast, vor allem aber eine schwere Verantwortung mit sich bringen, eine Verantwortung, die kaum getragen werden kann. Diese Milchküche müßte einer besonders zuverlässigen weiblichen Kraft unterstellt und dauernd ärztlich beaufsichtigt werden. Die Gefahren, auf die oben hingewiesen wurde, können nur so vermieden werden, und nur so kann die Milchküche wirkliche Bedeutung gewinnen in der Bekämpfung der Säuglingssterblichkeit.

Hiernach müssen wir dem angeführten Urteile beipflichten, daß die Errichtung von Milchküchen keinen Gewinn bringt. Es ist weiterhin von Kinderärzten nicht ohne Berechtigung die Frage aufgeworfen worden, ob es überhaupt klug und zweckentsprechend ist, der Mutter ohne Not die Zubereitung der Säuglingsnahrung abzunehmen. Praktisch undurchführbar sind ferner alle die oben angeführten Vorschläge, die die Versorgung der Unteroffizierfamilien mit Säuglingsmilch auf Kosten des Medizinalfonds erreichen wollen. Hierzu fehlen die Mittel.

Beratung- und Fürsorgestellen.

Das Wesentlichste der offenen, ja der Säuglingsfürsorge überhaupt, stellen die Beratungsstellen für Mütter dar. Es ist dies von allen Berichterstattern erkannt und anerkannt worden. Es handelt sich nur noch um die einzuschlagenden Wege, um derartige Beratungstellen den Unteroffizierfrauen zugänglich zu machen. Mehrfach wird empfohlen, die Familien auf die öffentlichen Fürsorgestellen, wo solche vorhanden sind, zu verweisen. Aus einigen Standorten liegen Berichte vor über Teilnahme der Unteroffizierfamilien an den städtischen Fürsorgestellen. Von anderer Seite wird wieder die Wahrnehmung des Fürsorgedienstes durch die Sanitätsoffiziere als eine selbstverständliche Pflicht erachtet. Es ist nicht überall möglich, den Unteroffizieren die Wohltaten der öffentlichen Fürsorge zugänlich zu machen, da in einzelnen Städten nur Personen mit Einkommen bis zu 900 Mark berechtigt sind, an den öffentlichen Einrichtungen teilzunehmen.

Stellenweise werden auch Bedenken geäußert, ob die Unteroffizierfrauen überhaupt eine öffentliche Sprechstunde aufsuchen würden. Diese Bedenken werden zwar nach dem einen Berichte von den militärischen Vorgesetzten nicht geteilt, scheinen aber doch berechtigt zu sein. Die Möglichkeit, diese Schwierigkeiten dadurch zu umgehen, daß $^1/_4$ Stunde vor Beginn der allgemeinen Sprechstunde eine besondere für Unteroffizierkinder abgehalten wird, kann nur unter besonderen Verhältnissen zugegeben werden, würde sich in größeren Städten aber wohl kaum ergeben.

Es muß demnach als wünschenswert bezeichnet werden, daß die Fürsorge für die Säuglinge der Unteroffizierfamilien von den Sanitätsoffizieren weiter übernommen wird.

Die Einrichtung von Mütter- und Säuglingsberatungstellen wird von allen Seiten, von denen überhaupt der Frage nähergetreten wird, in übereinstimmender Weise warm befürwortet. Es liegen bereits einige praktische Erfahrungen vor, auf grund deren zunächst die Erweiterung der schon bestehenden von städtischer oder privater Seite eingerichteten Fürsorgestellen durch besondere militärische Abteilungen vorgeschlagen wird. In einem Standorte Mitteldeutschlands ist dies mit gutem Erfolge geschehen. Hier wird an einem Tage der Woche nachmittags im Saale der städtischen Säuglingsfürsorgestelle durch einen Stabsarzt eine Beratungstunde für Mütter von Säuglingen und Kindern bis zum Alter von 2 Jahren abgehalten. Zutritt zu diesen Beratungstunden haben die Familienangehörigen der Unteroffiziere, der Gehaltsempfänger des Unteroffizierstandes, der unteren Militärbeamten und außerdem die der unteren Zivilbeamtem der Militärverwaltung, denen im übrigen kein Anspruch auf freie militärärztliche Behandlung ihrer Familienangehörigen zusteht. Ein Berichterstatter nimmt an, daß in größeren Standorten, in denen Sprechstunden für Frauen und Kinder durch besonders vorgebildete Sanitätsoffiziere in Garnisonlazaretten, in ermieteten Räumen oder in den Wohnungen der Sanitätsoffiziere abgehalten werden, mit diesen Sprechstunden Säuglingsfürsorge ohne Schwierigkeiten und ohne besondere Kosten zu verbinden ist, wenn eine eigene Armeeschwester zur Überwachung der ärztlichen Anordnungen zur Verfügung steht. In einem großen westlichen Standorte werden in der Poliklinik für Unteroffizierfrauen 2 mal in der Woche auch Sprechstunden für Kinder abgehalten. Von einer Seite wird eine ärztliche Überwachung des Gedeihens der Säuglinge in allen Standorten durch Errichtung von Sprechstunden für Unteroffizierfrauen gefordert. Zahlenmäßig sind die Erfolge, die von den bisher abgehaltenen Mutterberatungstellen errungen worden sind, noch nicht festgestellt. Ein mittlerer Standort hat Erfolge erzielt; ein größerer Standort berichtet von einem völligen Mißerfolg. Die eigene Erfahrung eines auf dem Gebiete der Säuglingsfürsorge praktisch tätigen Sanitätsoffiziers sei angeführt. Danach ist es fast unmöglich, die Frauen zum regelmäßigen Besuche der Beratungstellen zu veranlassen. Sie sind meist viel zu gleichgültig und kommen nur, wenn ihre Kinder wirklich krank sind, und selbst dann auch noch nicht immer. Ganz ähnlich sind die Erfahrungen eines andern Sanitätsoffiziers und Kinderarztes. Die Sprechstunden werden zwar häufig besucht, aber nach den bisherigen Erfahrungen nicht in dem zu erwartenden Umfange, weil die Bemühung der Unteroffizierfrauen zur Poliklinik Unbequemlichkeiten mit sich bringt, während sie sich ohne Umstände und Kosten durch den zuständigen Truppenarzt in den Wohnungen beraten lassen können. Ein Berichterstatter verspricht sich von den Sprechstunden im Garnisonlazarett im allgemeinen keinen großen Nutzen, da die Mutter, die ihren Haushalt zu versorgen hat, beim besten Willen selten oder garnicht Gelegenheit und Zeit findet, den oft weiten Weg bis zum Garnisonlazarett zu machen, ganz abgesehen von der Unmöglichkeit hierzu in den ersten Wochen nach der Geburt des Kindes. Nach Ansicht eines Sanitätsamtes muß die Einrichtung einer besonderen Säuglingsfürsorgestelle gebunden sein an die Anwesenheit eines fachärztlich ausgebildeten Sanitätsoffiziers. Von einer anderen Dienststelle wird vorgeschlagen, das gesamte Fürsorgewesen eines Standortes einem mit der Familienpraxis besonders beauftragten Sanitätsoffizier zu übertragen.

Treten wir nun in eine Würdigung der einzelnen Vorschläge ein, so ist, wie oben ausgeführt, zunächst zu bedenken, daß bei der fast überall nur geringen Sterblichkeit der Säuglinge in unseren Unteroffizierfamilien ein stärkeres Bedürfnis für weitergehende Maßnahmen bei den meisten Standorten des Reiches nicht anerkannt werden kann. Die an anderer Stelle geäußerte Meinung, durch Einrichtung einer Säuglingsfürsorge würde das Bedürfnis von selbst geweckt werden, muß nach den bereits vorliegenden praktischen Erfahrungen zumindest als zweifelhaft erscheinen. Es überrascht keineswegs, wenn dem Bericht über die Erfolge einer Säuglingsfürsorgestelle — deren Wirkungskreis über den § 31, 1 F. S. O. hinaus nicht unwesentlich erweitert worden ist — Äußerungen aus drei anderen und zwar sehr großen Standorten gegenüberstehen, die von einem nur geringen Besuche, von Gleichgültigkeit der Unteroffizierfrauen sprechen. Bei gutem Gedeihen ihres Säuglings empfindet die Mutter eben mit Recht das Aufsuchen einer Fürsorgestelle als unnötige Last, und es ist eine von den Kinderärzten willig zugestandene Tatsache, daß nicht selten Kinder in der Familie besser vorwärts kommen als unter wissenschaftlicher Obhut. Ich halte es nicht immer für vorteilhaft, Unteroffizierfrauen ein Bedürfnis nach ärztlicher Beratung für ihren Säugling aufzudrängen.

Ein zweiter Punkt darf ebenfalls nicht außer Acht gelassen werden. Die Errichtung von größeren Fürsorgestellen, die Namhaftmachung bestimmter Familienärzte führen zu einer Zentralisation der militärärztlichen Fürsorge für die Familien, die ebensowenig der Truppe wie dem Truppenarzte Nutzen bringen kann. Auch hier soll die bewährte Einrichtung des Hausarztes nicht ohne Grund verworfen und durch den Facharzt ersetzt werden. Freilich verdient der in den Berichten an einer Stelle geäußerte Wunsch unbedingte Beherzigung, daß die Familienpraxis Sache des Obermilitärarztes, nicht des den Kasernenkrankendienst wahrnehmenden jüngeren Arztes sei.

Es muß nach diesen Ausführungen der Meinung beigepflichtet werden, daß die Einrichtung von Mutterberatungstellen, die vollwertig an die Stelle öffentlicher Fürsorgestellen treten können, gebunden ist an die Anwesenheit eines besonders für Kinderheilkunde ausgebildeten Sanitätsoffiziers. Der Besuch dieser Sprechstunden ist und bleibt freiwillig. Behandelnder Arzt bleibt der Truppenarzt. Seinem Ermessen wird es anheimgestellt, ob er der Mutter den Besuch der Beratungstellen, der Sprechstunde für Unteroffizierkinder empfehlen will oder ob er dies nicht für erforderlich erachtet. Wo die Sprechstunde für Kinder im übrigen abgehalten wird, ob im Lazarett, in ermieteten Räumen oder in der Wohnung des Sanitätsoffiziers, ist von geringer Bedeutung und wird sich am besten nach den örtlichen Verhältnissen regeln lassen. Im allgemeinen darf die Wohnung des Sanitätsoffiziers deshalb den Vorzug verdienen, weil Überschreitungen der Sprechstunde bei etwaigem stärkerem Betriebe weniger Störungen verursachen.

Von mehreren Seiten ist die Ausstattung der Mutterberatungstellen mit Kindergewichtswagen befürwortet worden. Es ist dies lebhaft zu begrüßen. Es ist zweifellos richtig, daß die Feststellung des Körpergewichtes für die Einleitung und Durchführung einer zweckmäßigen Ernährung des Säuglings eine vorzügliche, ja unerläßliche Hilfe bietet, und es ist ferner für die Mutter recht oft ein großer Anreiz zum Besuch der Sprechstunden, wenn sie die Möglichkeit hat, das Gedeihen ihres Säuglings am Steigen des Körpergewichtes verfolgen zu können. Die in den Berichten mehrfach empfohlene Beschaffung derartiger Wagen würde für das Stück 30—40 Mark in Anspruch nehmen.

Über den Rahmen der Sprechstunden im eigenen Standorte hinaus kann die Tätigkeit des fachlich ausgebildeten Kinderarztes noch dadurch nutzbar gemacht werden, daß seine dienstliche Berufung nach auswärts zwecks Beratung durch die Truppenärzte ermöglicht wird.

Fortbildung der Sanitätsoffiziere.

Wenn in dem Vorstehenden gezeigt worden ist, daß die Sorge für das Wohl der Säuglinge unserer Unteroffizierfamilien vor allem dem Truppenarzt zufällt, so entsteht die weitere Frage, ob es angebracht ist, die Ausbildung der Sanitätsoffiziere für die Zwecke der Säuglingspflege und -ernährung besonders zu fördern, sodaß sie stets mit dem schnellen Fortschreiten der jungen, in rascher Entwicklung begriffenen Kinderheilkunde Schritt hält.

Hierzu wird in den Berichten reichlich Anregung gegeben. Es wird als besonders wünschenswert bezeichnet, daß die Anteilnahme vor allem der jüngeren Sanitätsoffiziere an der hohen Aufgabe, die sie in der Fürsorge für den Nachwuchs des Heeres zu erfüllen haben, in den Fortbildungskursen geweckt und gefördert wird. Weiterhin kommen Vorträge in Betracht über Säuglingsernährung und -pflege seitens der fachlich ausgebildeten Sanitätsoffiziere oder der Universitätsprofessoren in den einzelnen Standorten, vor allem in den militärärztlichen Gesellschaften. Hier würde sich auch die wünschenswerte Gelegenheit bieten, in der Erörterung die gewonnenen Erfahrungen auszutauschen und so die Bestrebungen für eine weitere Hebung der Organisation unserer Säuglingsfürsorge vorwärts zu bringen.

Die geschlossene Säuglingsfürsorge.

Für eine geschlossene Säuglingsfürsorge, d. h. die Unterbringung in Krankenanstalten und Säuglingsheimen liegt bei unseren Unteroffizierfamilien nach meiner eigenen Erfahrung nur ein geringes Bedürfnis vor, und es wird offenbar aus diesem Grunde hierüber nur wenig berichtet. Im allgemeinen macht der kranke Säugling nicht die Aufnahme in ein Krankenhaus erforderlich, wenn die Mutter nicht durch Arbeit oder Krankheit an der Pflege gehindert ist. Einrichtungen der geschlossenen Säuglingsfürsorge kommen daher für die militärischen Verhältnisse nur ausnahmsweise in Betracht. Deshalb wird auch zumeist die Anlehnung an die bestehenden öffentlichen Einrichtungen empfohlen. Es wird für wünschenswert erklärt, daß die Unterbringung von Säuglingen aus Unteroffizierfamilien in Säuglingsheimen oder auch in allgemeinen Krankenhäusern für den Fall auf Staatskosten übernommen wird, daß die Mutter bei der Geburt oder im Wochenbette stirbt. Die Ausgaben hierfür schwanken, einmal werden 2 Mark täglich angegeben, von anderer Seite nur 25 Pfennig auf den Tag. Weiterhin wird der Gedanke erörtert, unseren Lazaretten

Säuglingsabteilungen anzugliedern, entsprechend den bereits bestehenden Frauenabteilungen. Die Ausgaben für die Einrichtung solcher Lazarettabteilungen werden folgendermaßen berechnet:

1. 1 Kinderwage . . . . 40,— Mark
2. 2 Kinderbetten zu 33,— Mark . . . . . . 66,— „
3. sonstige Einrichtungsgegenstände, Wickeltisch, Badewanne, Waschgerät, Wäsche . . . . . 150,— „
4. 3 Soxlethgeräte zu 16,50 Mark . . . . . . 49,50 „

Summa 305,50 Mark

Die Einrichtung besonderer Säuglingsabteilungen in Lazaretten erfordert unbedingt die Anwesenheit geschulter Pflegekräfte. Fehlen sie, so kann kaum ein Nutzen erwartet werden. In anbetracht dieser Tatsache und des geringen Bedürfnisses muß empfohlen werden, daß, wenn die Notwendigkeit der Aufnahme in ein Säuglingsheim oder in ein Krankenhaus ärztlicherseits für erforderlich erachtet wird, der Säugling in eine städtische oder staatliche Anstalt überführt wird.

Es ist hier der Ort, darauf hinzuweisen, daß wir mit dem weiteren Ausbau unserer Erholungsheime für Unteroffizierfamilien ebenfalls ein gutes Teil praktischer Säuglingsfürsorge treiben.

Die Einrichtung von Krippen, die tagsüber die Kinder in Verwahrung nehmen, und die nach den Ausführungen Heubners (Zeitschrift für Säuglingsschutz 1914, Heft 1) in Verbindung mit den Fürsorgestellen die besten Erfolge zu verzeichnen haben, wird in den Berichten nicht erwähnt. Für die Kinder unserer Unteroffiziere liegt auch kein Bedürfnis dazu vor, da die Mütter ja tagsüber nicht auf Arbeit gehen.

Besondere Einrichtungen für eine „geschlossene Säuglingsfürsorge" können nach Vorstehendem im Heere nicht in Frage kommen.

Schlußsätze.

1. Die fast durchweg geringe Sterblichkeit unter den Säuglingen unserer Unteroffizierfamilien läßt die allgemeine Durchführung weitergehender Säuglingsfürsorgeeinrichtungen nicht gerechtfertigt erscheinen. Ein genügendes Arbeitsfeld für eine planmäßige militärische Säuglingsfürsorge bieten nur die großen Standorte.

2. An der Spitze aller Maßnahmen steht die Belehrung der Mütter, die bei den eigentümlichen militärischen Verhältnissen auch auf die Väter ausgedehnt werden kann.

Diese Belehrung wird vermittelt:

a) durch den Sanitätsoffizier, der zur Entbindung hinzugezogen worden ist,

b) durch den Hinweis auf die Wichtigkeit der Säuglingsernährung und -pflege im Unterrichte der Kapitulanten sowie der Sanitätsmannschaften und Unteroffiziere,

c) durch Vorträge vor den Unteroffizierfrauen,

d) durch Verteilung von Merkblättern an verheiratete Unteroffiziere, besonders bei der Geburt eines Kindes,

e) versuchsweise durch Einführung von Pflichtbesuchen der Truppenärzte bei jeder Wöchnerin.

3. Um diese Belehrung durchführen zu können, ist es wünschenswert, daß jede Verehelichung und jede Geburt in unseren Unteroffizierfamilien zwangsweise gemeldet und den Sanitätsoffizieren bekannt gegeben wird.

4. Die Gewährung von Stillprämien kann nicht empfohlen werden.

5. Die Anstellung besonderer Schwestern allein für die Säuglingsfürsorge wird auch in den großen Standorten aus Mangel an genügend Arbeitsgebiet für untunlich gehalten. Dagegen ist die Mitarbeit der Gemeindeschwestern und freiwilliger weiblicher Hilfskräfte lebhaft zu begrüßen.

6. Die Versorgung der Unteroffizierfamilien mit einwandfreier Milch ist in der Regel gewährleistet. Die Ausgabe von Milchmarken oder der freie Bezug von Milch ist keine Maßnahme praktischer Säuglingsfürsorge, vielmehr als Unterstützung zu bewerten.

7. Die Angliederung von Milchküchen an die Garnisonlazarette ist nicht zu empfehlen. Die Beschaffung von Soxlethgeräten in

einzelnen Lazaretten nach Maßgabe der vorhandenen Mittel und die Entleihung an Unteroffizierfamilien können erwogen werden.

8. Die Fürsorge für die Säuglinge unserer Unteroffizierfamilien bleibt in den Händen der Truppenärzte.

9. In Standorten, die über fachlich ausgebildete Sanitätsoffiziere verfügen, sind Sprechstunden für Unteroffizierkinder einzurichten, deren Besuch den Müttern freigestellt ist. Die Ausstattung dieser Sprechstunden durch leihweise zu überlassende Säuglingswagen wird als zweckdienlich bezeichnet.

10. In Fällen ernsterer Erkrankung eines Säuglings steht der fachlich ausgebildete Sanitätsoffizier auch außerhalb des Standortes zwecks Beratung zur Verfügung.

11. Durch Vorträge über Säuglingsernährung und -pflege gelegentlich der Fortbildungskurse könnten die Anteilnahme und das Verständnis der Sanitätsoffiziere für die Säuglingsfürsorge gefördert werden.

12. Die Einrichtung besonderer Säuglingsheime oder eine Angliederung von Säuglingsabteilungen an die Garnisonlazarette erscheint nicht erforderlich.

Veröffentlichungen aus dem Gebiete des Militär-Sanitätswesens.

21. Heft. Die Bekämpfung des Typhus. Von Geh. Med.-Rat Prof. Dr. Robert Koch. 1903. 50 Pf.

22. Heft. Ueber Erkennung und Beurteilung von Herzkrankheiten. Vortr. aus der Sitzung des Wissenschaftl. Senats bei der Kaiser Wilhelms-Akademie für das militärärztliche Bildungswesen am 31. März 1903. 1903. 1 M. 20 Pf.

23. Heft. Kleinere Mitteilungen über Schussverletzungen. Aus den Verhandlungen des Wissenschaftlichen Senats der Kaiser Wilhelms-Akademie für das militärärztliche Bildungswesen vom 3. Juni 1903. 1903. 2 M.

24. Heft. Kriegschirurgen und Feldärzte in der Zeit von 1848 bis 1868. Von Oberstabsarzt a. D. Dr. Kimmle. 1904. 14 M.

25. Heft. Ueber die Entstehung und Behandlung des Plattfusses im jugendlichen Alter. Von Dr. Schiff. 1904. 2 M.

26. Heft. Ueber plötzliche Todesfälle, mit bes. Berücksichtigung der militärärztlichen Verhältnisse. Von Oberarzt Dr. Busch. 1904. 2 M. 40 Pf.

27. Heft. Kriegschirurgen und Feldärzte der Neuzeit. Von Oberstabsarzt Prof. Dr. A. Köhler. 1904. 18 M.

28. Heft. Beiträge zur Schutzimpfung gegen Typhus. Bearbeitet in der Medizinal-Abteilung des Königlich Preussischen Kriegsministeriums. Mit 10 Kurven im Text. 1905. 1 M. 60 Pf.

29. Heft. Arbeiten aus den hygienisch-chemischen Untersuchungsstellen. Zusammengestellt in der Medizinal-Abteilung des Königlich Preussischen Kriegsministeriums. I. Teil. 1905. 2 M. 40 Pf.

30. Heft. Ueber die Feststellung regelwidriger Geisteszustände bei Heerespflichtigen und Heeresangehörigen. Beratungsergebnisse aus der Sitzung des Wissenschaftl. Senats bei der Kaiser Wilhelms-Akademie für das militärärztliche Bildungswesen am 17. Februar 1905. Mit 3 Kurventafeln im Anhang. 1905. 1 M.

31. Heft. Die Genickstarre-Epidemie beim Badischen Pionier-Bataillon No. 14 (Kehl) im Jahre 1903/1904. Mit einem Grundriss der Kaserne und zwei Anlagen. 1905. 3 M. 60 Pf.

32. Heft. Zur Kenntnis und Diagnose der angeborenen Farbensinnstörungen. Von Stabsarzt Dr. Collin. gr. 8. 1906. 1 M. 20 Pf.

33. Heft. Der Bacillus pyocyaneus im Ohr. Klinisch-experimenteller Beitrag zur Frage der Pathogenität des Bacillus pyocyaneus. Von Stabsarzt Dr. Otto Voss. gr. 8. Mit 5 Tafeln. 1906. 8 M.

34. Heft. Die Lungentuberkulose in der Armee. Im Anschluss an Heft 14 der Veröffentlichungen bearbeitet von Stabsarzt Dr. Fischer. 1906. 2 M.

35. Heft. Beiträge zur Chirurgie und Kriegschirurgie. Festschrift zum siebzigjährigen Geburtstage Sr. Exz. v. Bergmann gewidmet. gr. 8. Mit dem Portrait Exz. v. Bergmanns, 8 Tafeln und zahlreichen Textfiguren. 1906. 16 M.

36. Heft. Beiträge zur Kenntnis der Verbreitung der venerischen Krankheiten in den europäischen Heeren sowie in der militärpflichtigen Jugend Deutschlands. Von Stabsarzt Dr. H. Schwiening. 1907. gr. 8. Mit 12 Karten und 8 Kurventafeln. 6 M.

37. Heft. Ueber die Anwendung von Heil- und Schutzseris im Heere. Beratungsergebnisse aus der Sitzung des Wissenschaftl. Senats der Kaiser Wilhelms-Akademie für das militärärztl. Bildungswesen am 30. Nov. 1907. 8. 1908. 1 M. 20 Pf.

38. Heft. Arbeiten aus den hygienisch-chemischen Untersuchungsstellen. Zusammengestellt in der Medizinal-Abteilung des Königlich Preussischen Kriegsministeriums. II. Teil. gr. 8. 1908. 2 M. 80 Pf.

39. Heft. Ueber das Auftreten von Sarkomen, sowie von Haut-, Gelenk- und Knochentuberkulose an verletzten Körperstellen bei Heeresangehörigen. Von Oberstabsarzt Dr. Eichel. 1908. 80 Pf.

40. Heft. Ueber die Körperbeschaffenheit der zum einjährig-freiwilligen Dienst berechtigten Wehrpflichtigen Deutschlands. Auf Grund amtlichen Materials unter Mitwirkung von Oberstabsarzt Dr. Nicolai bearbeitet von Stabsarzt Dr. Heinrich Schwiening. gr. 8. 1909. 5 M.

41. Heft. Arbeiten aus den hygienisch-chemischen Untersuchungsstellen. Zusammengestellt in der Medizinal-Abteilung des Königlich Preussischen Kriegsministeriums. III. Teil. gr. 8. 1909. 2 M. 40 Pf.

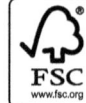

MIX
Papier aus verantwortungsvollen Quellen
Paper from responsible sources
FSC® C105338

If you have any concerns about our products,
you can contact us on
ProductSafety@springernature.com

In case Publisher is established outside the EU,
the EU authorized representative is:
**Springer Nature Customer Service Center GmbH
Europaplatz 3, 69115 Heidelberg, Germany**

Printed by Libri Plureos GmbH
in Hamburg, Germany